BEI GRIN MACHT SICH IHR WISSEN BEZAHLT

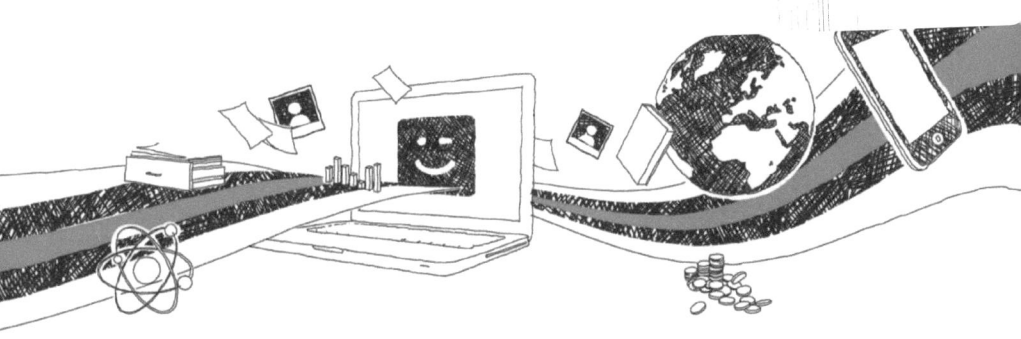

- Wir veröffentlichen Ihre Hausarbeit,
  Bachelor- und Masterarbeit

- Ihr eigenes eBook und Buch -
  weltweit in allen wichtigen Shops

- Verdienen Sie an jedem Verkauf

Jetzt bei www.GRIN.com hochladen
und kostenlos publizieren

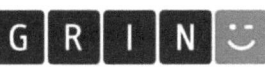

Menschliches Erleben und Verhalten in Entscheidungssituationen

Lea Schlindwein

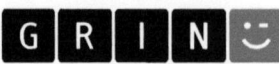

Bibliografische Information der Deutschen Nationalbibliothek:

Die Deutsche Nationalbibliothek verzeichnet diese Publikation in der Deutschen Nationalbibliografie; detaillierte bibliografische Daten sind im Internet über http://dnb.d-nb.de abrufbar.

ISBN: 9783346617477
Dieses Buch ist auch als E-Book erhältlich.

Druck und Bindung: Books on Demand GmbH, Norderstedt Germany
Gedruckt auf säurefreiem Papier aus verantwortungsvollen Quellen

Das vorliegende Werk wurde sorgfältig erarbeitet. Dennoch übernehmen Autoren und Verlag für die Richtigkeit von Angaben, Hinweisen, Links und Ratschlägen sowie eventuelle Druckfehler keine Haftung.

Das Buch bei GRIN: https://www.grin.com/document/1184817

Einsendeaufgabe

Menschliches Erleben und Verhalten in Entscheidungssituationen

abgegeben am 30. Oktober 2021 im Prüfungssekretariat

SRH Fernhochschule

Modul: Kognition und Lernen

Studiengang: Psychologie (M.Sc.)

von

Lea Schlindwein

Inhalt

Abkürzungsverzeichnis

BATNA	Best Alternative to a Negotiated Agreement
SEU	Subjectivly Expected Utility
WAP	Walk-Away-Point
WATNA	Worst Alternative to a Negotiated Agreement
ZOPA	Zone of Possible Agreement

Abbildungsverzeichnis

1. Präferenzmodelle im Rahmen von Verhandlungen

1.1 Bestimmung des Verhandlungsbegriffs

Hinsichtlich des Verhandlungsbegriffs besteht in der Literatur kein einheitliches Verständnis. Im angloamerikanischen Sprachraum zeigt sich die Uneinigkeit durch die Termini „bargaining" und „negotiating". Ersterer bedeutet „feilschen" in dem Sinne, dass ein Mensch versucht, einen persönlichen Vorteil zu erhalten. Demgegenüber definiert zweiterer einen formalen Prozess der Problemlösung, wobei die involvierten Personen symmetrisch interagieren.[1] Generell wird unter der Bezeichnung „Verhandlung" ein Kommunikationsablauf verstanden, welcher die Vereinbarung eines Arrangements in Bezug auf einen konfliktären Sachverhalt anstrebt.[2]

Dieser Hergang weist die in Abbildung 1 aufgeführten Charakteristika auf.

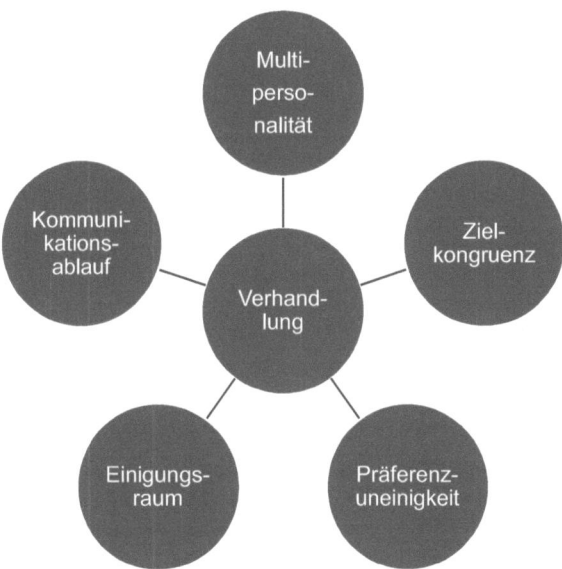

Abbildung 1: Charakteristika von Verhandlungen.[3]

---

[1] Vgl. Herbst & Voeth, 2015, S. 3.
[2] Vgl. Bodenmann, Jäncke, Petermann, Schütz & Wirtz, 2017, S. 1786.
[3] Eigene Darstellung, in Anlehnung an Herbst & Voeth, 2015, S. 5.

Die Multipersonalität beschreibt die Entscheidungsfindung zwischen zwei oder mehr Parteien. Daher thematisiert die Zielkongruenz deren gemeinsame Absicht, eine Einigung über den Diskussionsgegenstand herbeizuführen. Im Rahmen dessen weisen die Verhandlungspartner unterschiedliche Präferenzen auf. Hieraus entsteht ein entsprechender Konflikt. Innerhalb des Einigungsraums existieren Lösungsalternativen, welche die beteiligten Parteien besserstellen, als wenn sie auf einen Kompromiss verzichten. Die Einigung ist das Resultat eines Kommunikationsablaufs. In diesem versuchen die Verhandlungsgegner ihre Eigeninteressen durchzusetzen.[4]

Abhängig von der Situation wird eine Vielzahl von Formen unterschieden. Sonach erfolgen Verhandlungen zwischen Staaten, unter politischen Parteien oder vor Gericht. Ferner laufen sie im gesellschaftlichen, im privaten oder im geschäftlichen Bereich ab.[5] Dabei grenzen sich die erläuterten Arten anhand bestimmter Kriterien voneinander ab. Diese umfassen die Häufigkeit, die Formalität, die Latenz, die Organisationszugehörigkeit, den Funktionsbezug, die Parteienzahl und die Abwicklungsform.[6]

1.2 Abgrenzung Nutzen von Präferenz

Menschen treffen Entscheidungen, indem sie die möglichen Konsequenzen subjektiv bewerten. Unter der Voraussetzung einer sicheren Eintretenswahrscheinlichkeit, wird die Selektion der Handlungsalternative primär aufgrund der Evaluation bestimmt. Hingegen ändert sich das Auswahlverfahren, wenn die Folgen unsicher sind. In diesem Fall spielt die Eintretenswahrscheinlichkeit eine kleinere Rolle.

Beurteilt ein Individuum eine einzelne Konsequenz, legt es deren Nutzen fest. Demnach ist die subjektive Bewertung absolut. Das Urteil evaluiert einen Gegenstand- zum Beispiel erkennt eine Person, dass ihr der probierte Gin gutschmeckt.

Angenommen es werden zwei oder mehr Folgen bewertet, bildet das Individuum eine Präferenz. Infolgedessen ist die persönliche Beurteilung relativ. Hierbei präferenziert das Urteil ein Objekt- beispielsweise zieht eine Person Gin Whisky vor.

Allgemein führt ein Nutzen zu einer Präferenz und diese wiederum zu einer Wahl.[7]

---

[4] Vgl. Herbst & Voeth, 2015, S. 5.
[5] Vgl. Sorge, 2014, S. 59.
[6] Vgl. Herbst & Voeth, 2015, S. 7.
[7] Vgl. Curcio, 2008, S. 190.

1.3 Entscheidungstheorien

1.3.1 Analytisch-präskriptiver Ansatz

Verhandlungen werden beim analytisch-präskriptiven Ansatz als ein einheitliches und zwischen wenigstens zwei Parteien bestehendes interdependentes Entscheidungsproblem analysiert. Mittels mathematisch-formaler Modelle sind die Konflikte zu lösen. Hierfür werden unter der Prämisse der ausnahmslosen Rationalität optimale Auseinandersetzungsergebnisse logisch-stringent abgeleitet. In diesem Zusammenhang bedeutet Optimalität, dass die Resultate für die beteiligten Parteien nutzenmaximal sind.

Der erläuterten Verfahrensweise gehören zahlreiche Studien an, welche auf der Theorie des bilateralen Monopols fußen. Diesbezüglich untersuchte Edgeworth, wie Wirtschaftssubjekte durch die bilaterale Verteilung von Gütern eine bessere Position erreichen. Allerdings war auf der Grundlage des traditionellen ökonomischen Ansatzes kein optimaler Verteilungspunkt identifizierbar. [8] Neumann und Morgenstern postulierten, dass Menschen in interdependenten Entscheidungssituationen versuchen, ihren Nutzen zu maximieren. Vor diesem Hintergrund formulierten sie diverse Axiome. Die Ordnungsmaxime beschreibt die Möglichkeit der Bildung einer Präferenzreihenfolge zwischen den Alternativen. Demgegenüber stellt das Unabhängigkeitsprinzip die Authentizität der Hierarchie fest. Diese wird nicht von Eigenschaften beeinflusst, welche sämtliche Optionen verbinden. Das Dominanzaxiom behauptet, dass ausschließlich die Möglichkeit mit dem maximalen Nutzen den Vorzug erhält. Abschließend verlangt die Maxime der Invarianz eine Nichtberücksichtigung der Darstellungsform. [9]

Savage entwickelte den erläuterten Ansatz zu der Theorie des Subjektiv Erwarteten Nutzens (SEU) weiter. Im Gegensatz zu Neumann und Morgenstern liegt der Fokus nicht auf einer speziellen, sondern auf diversen plausiblen Konsequenzen. Aufgrund dessen ist für jede Entscheidungsoption der subjektiv erwartete Nutzen zu berechnen. Die Formel enthält die folgenden Variablen:

SEU_j = Subjektiv erwarteter Nutzen der Option j

n = Anzahl der möglichen Resultate bei Selektion der Option j

---

[8] Vgl. Herbst, 2007, S. 82.
[9] Vgl. Felser, 2015, S. 163-164.

$P_{i/j}$ = Subjektive Wahrscheinlichkeit, dass im Fall von j das Resultat i eintritt

U_j = Subjektiver Nutzen des Resultats j

Demnach ergibt sich der subjektiv erwartete Nutzen einer Option j, indem der subjektiv eingeschätzte Nutzen jedes ihrer Resultate U_j mit seiner Eintretenswahrscheinlichkeit multipliziert wird. Abschließend werden die Produkte aufaddiert. Grundsätzlich entscheidet sich der Mensch für die Option, welche mit dem höchsten subjektiv erwarteten Nutzen einhergeht. Es gilt die Regel der Gewinnmaximierung.[10]

1.3.2 Deskriptiv-verhaltenswissenschaftlicher Ansatz

Die verhaltenswissenschaftlichen Theorien stellen das Gegenstück zu den analytisch-präskriptiven dar. Sie beschreiben, wie Individuen in der Realität Entscheidungen treffen.[11] In Abhängigkeit des Fokus der Forschungsbemühungen sind die theoretisch-konzeptionellen von den empirisch-induktiven Beiträgen abzugrenzen. Theoretisch-konzeptionelle Abhandlungen übertragen soziologische und psychologische Theorieelemente auf die Verhandlungsforschung, indem sie statische bzw. dynamische Erklärungen für das Verhandeln finden. Innerhalb des empirisch-induktiven Ansatzes werden Hypothesen über das Verhalten von Subjekten und Gruppen in Entscheidungsprozessen formuliert. Unter Verwendung dieser sind Prognosen zu Entscheidungen in bestimmten Situationen möglich.[12]

Kahneman und Tversky entwickelten die unter Kapitel 1.3.1 ausgeführte SEU zur Prospect-Theorie weiter. Im Allgemeinen folgen sie dem normativen Modell mit der Ausnahme, dass die interne Repräsentation von Nutzen und deren Wahrscheinlichkeiten verändert wurde. Weiterhin fällt die Entscheidung auf die Option, welche den größtmöglichen subjektiven Nutzen erzielt. Jedoch werden die Werte und die Wahrscheinlichkeiten mittels bestimmter Annahmen vor der Verrechnung kognitiv abgewandelt. Die Betrachtung ersterer erfolgt relativ zu einem Referenzpunkt. Im Kontext der Situation variiert dieser. Zur Erklärung der erläuterten Transformationen existieren die Wert- und die Gewichtungsfunktion.

---

[10] Vgl. Nerdinger, 2008, S. 83-84.
[11] Vgl. Gillenkirch, Laux & Schenk-Mathes, 2018, S. 4.
[12] Vgl. Herbst & Voeth, 2015, S. 23-24.

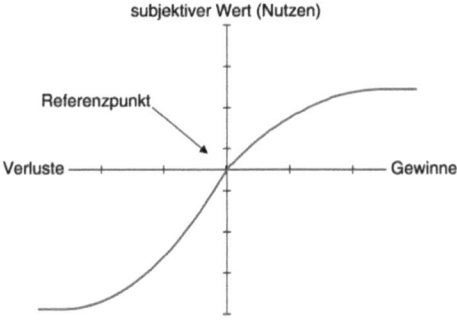

Abbildung 2: Wertfunktion der Prospect-Theorie.[13]

Der Grafik ist zu entnehmen, dass der Referenzpunkt die Folgen einer Entscheidung entweder als Gewinne oder als Verluste definiert. Daher ist die Valenz der Konsequenzen nicht absolut, sondern relativ. Hierbei trägt die Funktion Werte (x-Achse) gegen subjektiven Nutzen (y-Achse) ab. Das Modell nimmt eine Verschiebbarkeit des Referenzpunkts an. Sonach wird dieselbe Folge mal als Gewinn und mal als Verlust evaluiert. Im Allgemeinen hat die Wertefunktion zwei bedeutende Eigenschaften. Erstens verläuft sie im Areal der Verluste steiler als im Gewinnsektor. Zweitens ist der Graph im Fall von Verlusten konvex bzw. bei Gewinnen konkav. In gleicher Weise verhält sich die Gewichtungsfunktion. Die Wahrscheinlichkeiten werden durch die Funktion und nicht mittels realer Werte berücksichtigt. In diesem Zusammenhang ist die abnehmende Sensitivität relevant, da der subjektive Wert nicht proportional zu den Gewinnen oder Verlusten zunimmt.[14]

---

[13] Vgl. Bröder & Hilbig, 2017, S. 629.
[14] Vgl. Bröder & Hilbig, 2017, S. 628-631.

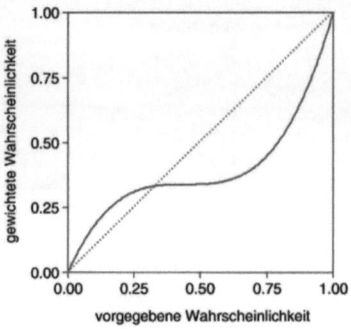

Abbildung 3: Gewichtungsfunktion der Prospect-Theorie.[15]

Daneben verwenden Menschen Heuristiken, um Präferenzen in Entscheidungssituationen zu bilden. Diese werden vorrangig unter unsichereren Gegebenheiten genutzt. Hierbei handelt es sich um Faustregeln für die Bildung von Urteilen in komplexen Problemlagen. Im Fall von limitierten mentalen, kognitiven und/oder temporalen Ressourcen finden Heuristiken oft Anwendung. Sie berücksichtigen in der Umgebung vorhandene Hinweise, welche im Zusammenhang mit dem Beurteilungsobjekt stehen.[16]

Die Wissenschaft gliedert die Verfügbarkeits-, die Repräsentativitäts- und die Ankerheuristik auf.[17] Eine klassische Faustregel umfasst die Verfügbarkeit dahingehend, dass aus dem Gedächtnis einfach abrufbare Inhalte die Wahrscheinlichkeitseinschätzungen günstig beeinflussen. Sonach erscheinen simple Lösungen realistischer als solche, welche komplexe kognitive Abläufe erfordern. Hingegen beschreibt der Repräsentativitätsgrundsatz das Phänomen der Kategorisierung, indem die Ähnlichkeit zu einem Prototyp von großer Wichtigkeit ist. Im Zuge dessen steigt die subjektive Einschätzung der Probabilität für das Eintreten eines Ereignisses mit zunehmenden Gemeinsamkeiten zwischen dem spezifischen und dem prototypischen Fall. Ferner wird bei der Ankerheuristik eine Gedächtnisstütze entwickelt, welche im Verlauf des Denkprozesses eine Anpassung nach oben oder nach unten durchläuft. Es besteht die Möglichkeit der Assoziation des Ankers mit der Aufgabe. Jedoch ist diese nicht notwendig.[18]

---

[15] Vgl. Bröder & Hilbig, 2017, S. 629.
[16] Vgl. Huber, 2010, S. 146.
[17] Vgl. Müller, 2019, S. 220.
[18] Vgl. Riesenhuber, 2006, S. 87-92.

1.3.3 Negotiation Analysis

Die Negotiation Analysis führt den analytisch-präskriptiven und den deskriptivverhaltenswissenschaftlichen Ansatz zusammen. Durch eine asymmetrische Orientierung wird die Lücke geschlossen. Den Verhandelnden wird aufgezeigt, wie sie zusammen möglichst gute Entscheidungen treffen. Derartige Theorien haben bestimmte Voraussetzungen zu erfüllen. Zunächst realisiert sie objektive ökonomische Untersuchungen. Des Weiteren ist das Modell dazu fähig, die Beurteilungsprozesse der beteiligten Personen zu erklären. Im Rahmen dessen hat sie eine Verbindung zwischen der Evaluation der Situation und dem Verhalten der Individuen herzustellen. Als vierte Bedingung werden die Diskrepanzen zwischen den ökonomischen und den sozialpsychologischen Maßen erklärbar. Schließlich bezieht eine solche Theorie unterschiedliche Ziele der Verhandlung mit ein.[19]

Den Parteien wird rationales Agieren unterstellt, welches das Verbindungselement zwischen den ursprünglichen Verfahrensweisen ist. Dennoch entfernen sich die Modelle von der Annahme der vollkommenen Informationen. Grundsätzlich versuchen die Verhandelnden das Verhalten der gegnerischen Position realistisch einzuschätzen. Demnach steht die Phase der Vorbereitung im Mittelpunkt. In dieser strukturieren und analysieren die Wortführenden die persönlichen sowie die konkurrierenden Positionen. Ferner holen die Verhandelnden Daten über die Gegebenheiten ein. Im Vorfeld werden sich die Parteien über ihre Ziele, Präferenzen und Alternativen bewusst. Hierbei ist die Miteinbeziehung der Gegenseite konstant.

Unter Verwendung von Scoring Modellen sind die verschiedenen Präferenzen zu ermitteln.[20] Die Techniken nehmen auf den Gegenstand der Verhandlung Bezug, indem dessen Merkmale mit Zahlenwerten beurteilt werden. Am Ende erfolgt eine Addition der eigenschaftsbezogenen Evaluationen zu einem Gesamtbetrag. In Abhängigkeit der Intention sind die Kriterien sowohl qualitativ als auch quantitativ veränderbar.[21] Im Kontext der Ermittlung der Ziele, Präferenzen und Alternativen spielt das Harvard-Konzept eine Rolle. Fisher, Patton und Ury monierten, dass in Verhandlungen die gegenüberstehenden Parteien überwiegend ihre eigenen Interessen verfolgen. Anstelle sich auf die oftmals beidseitigen Absichten zu konzentrieren.

---

[19] Vgl. Duckek, 2010, S. 13.
[20] Vgl. Herbst & Voeth, 2015, S. 26-27.
[21] Vgl. Kollmann, 2011, S. 133.

Infolgedessen formulierten sie vier Prinzipien für korrektes und sachliches Verhandeln. Nach der ersten Maxime sind Menschen und Probleme differenziert voneinander zu betrachten, sodass die Lösung eines Entscheidungsproblems nicht durch soziale Irrationalitäten wie beispielsweise Emotionen gefährdet ist. Die zweite Regel stellt die Interessen der Verhandlung in den Mittelpunkt, damit der Auseinandersetzungsraum nicht durch Positionsformulierungen frühzeitig begrenzt wird. Des Weiteren sind im Vorfeld Optionen zu entwickeln, welche für sämtliche Parteien mit Vorteilen einhergehen. Zuletzt bedarf es der Anwendung von neutralen Kriterien zur Beurteilung. Hierfür sind frühere Vergleichsfälle und Urteile von Sachverständigen exemplarisch. Zudem ist der Einsatz eines Schiedsrichters denkbar.[22] In Verbindung mit der Harvard-Vorgehensweise stellen die Best Alternative to a Negotiated Agreement (BATNA), die Worst Alternative to a Negotiated Agreement (WATNA)[23] und die Zone of Possible Agreement (ZOPA) weitere Methoden dar. Diese werden im nachfolgenden Abschnitt genauer erläutert.[24]

---

[22] Vgl. Fisher, Patton & Ury, 2015, S. 47-142.
[23] Vgl. Rabe & Wode, 2014, S. 21-22.
[24] Vgl. Subramanian, 2012, S. 26.

2. Zone of Possible Agreement (ZOPA)

2.1 Allgemeine Erläuterungen

Ausgangspunkt für die Negotiation Analysis ist die ZOPA. Das Akronym definiert in der deutschen Sprache die Einigungszone. Abbildung 4 zeigt den erläuterten Bereich auf, welcher durch die Minimal- bzw. Maximalziele der konkurrierenden Parteien festgelegt ist. Dabei stehen die Absichten in einer reziproken Beziehung dergestalt, dass die Mindestforderung der Seite A der Höchstforderung der Seite B entspricht und umgekehrt. Die Minimalziele werden als Limits bezeichnet. Liegt der Kompromiss unterhalb des Limits einer Partei, entscheidet sie sich dagegen, da der Walk-Away-Point (WAP) erreicht ist. Je nach Konstellation der ausgeführten Bestandteile ist die ZOPA groß, mittelmäßig, klein oder nicht vorhanden.

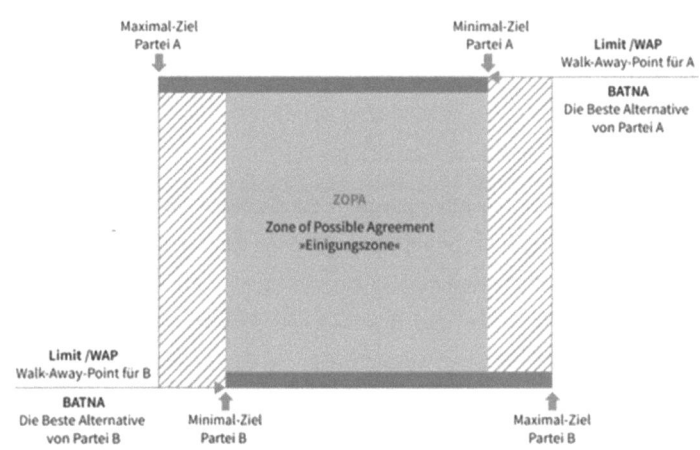

Abbildung 4: Einigungszone der Verhandlung.[25]

---

[25] Vgl. Nowotny, 2017, S. 25.

Der WAP ist eng verbunden mit der BATNA. Letztere ist als sogenannter Plan B zu verstehen, gesetzt dem Fall, dass keine Kompromiss innerhalb der ZOPA zu generieren ist.[26] In Verhandlungen beruht der Erfolg zu einem großen Teil auf der BATNA, denn mit einem guten Plan B ist es der Partei möglich, Druck auf die Gegenseite auszuüben. Die drängende Seite weiß um ihre zufriedenstellende Alternative, sodass ein asymmetrisches Machtverhältnis entsteht.[27]

Somit ist die BATNA in der Vorbereitungsphase festzulegen. Darüber hinaus schweigen beide Parteien über ihre Alternativen. Eine Offenbarung schwächt ihren Standpunkt, weil es „determines the lowest value acceptable to you for a negotiated agreement, if the parties cannot reach agreement, they settle for their BATNAs".[28]

Das Gegenstück zu der BATNA ist die WATNA, daher die Worst Alternative to a Negotiated Agreement. Allerdings ist in der Praxis der Plan B von vorrangigem Interesse. Für die Alternativen sind neben dem Status qou beispielsweise spätere Verträge mit der Verhandlungspartei, Abkommen mit anderen Vertragspartnern und unternehmensinterne Handlungen berücksichtigungswürdig. Hingegen sollten illegale Optionen nicht in die Konzeption des BATNAs miteinfließen. Zudem sind in die Überlegungen moralische Aspekte einzubeziehen.

Neben dem eigenen BATNA ist die Alternative der Gegenseite von Bedeutung, weil sie die Stärke der Verhandlungsposition moduliert. Jedoch ist deren Identifikation insofern schwierig, dass keine offene Kommunikation stattfindet, die bekannten Informationen nicht der Wahrheit entsprechen und über relevante Aspekte generell keine Daten vorliegen. Nichtsdestotrotz bestehen Möglichkeiten zu der Beschaffung von Informationen. Eine Option ist der Rückgriff auf öffentlich zugängliche Auskunftsstellen wie beispielsweise die Internethomepage des Unternehmens. Darüber hinaus ist ein Kontakt mit Drittpersonen erwägenswert, um nützliche Daten zu erhalten. Alternativ werden dem Verhandlungspartner offene Fragen dergestalt gestellt, dass er unbeabsichtigt relevante Informationen teilt.

---

[26] Vgl. Nowotny, 2017, S. 26.
[27] Vgl. Brett, 2007, Kapitel 1 Absatz 3.
[28] Vgl. Bazerman & Neale, 1994, S. 67.

Im Grunde ist der objektive Plan B das Kriterium, durch welches die Sinnhaftigkeit eines Vertragsabschlusses evaluierbar ist. Dennoch ist die Objektivität sowohl des eigenen als auch des fremden BATNAs nicht ausnahmslos gegeben. Aufgrund dessen basieren die Entscheidungen auf subjektiven Einschätzungen. Im Rahmen dessen versuchen die konkurrierenden Parteien Einfluss auf die gefühlten Alternativen zu nehmen, damit die Verhandlungsrichtung für sie günstig ist. Hinsichtlich der eigenen BATNA bluffen die Parteien oft, indem diese besser dargestellt wird, als es den realen Gegebenheiten entspricht. Ferner versuchen die Verhandelnden den subjektiven Plan B der Gegenseite in Form einer Risikoüberbetonung negativ abzubilden.

Zu Beginn des Kapitels wurde die Offenbarung der persönlichen BATNA mit einer Schwächung des Standpunkts gleichgesetzt. Daneben ist deren Demonstration eine rationale Technik, mit welcher die eigenen Forderungen durchsetzbar sind. Eine starke Alternative geht mit der Bereitschaft der Gegenseite einher, für sie nachteilige Kompromisse einzugehen. Hierfür ist das Aufzeigen von Konkurrenz exemplarisch. Infolgedessen wird der Verhandlungspartner zu Konzessionen veranlasst.[29]

Zusammenfassend schützt die BATNA davor, Übereinkünfte zu treffen, welche abzulehnen sind. Entgegengesetzt schützt der Plan B davor, Abmachungen abzulehnen, welche zu akzeptieren sind. Die Minimalziele der konkurrierenden Parteien legen die ZOPA fest. Je kleiner diese ist, desto schwieriger wird es für die Beteiligten, eine Einigung zu erzielen.[30]

---

[29] Vgl. Jung & Krebs, 2016, S. 78-81.
[30] Vgl. Hemmecke & Kronberger, 2016, S. 63.

14

2.2 Arten von Forderungen

Es ist ein verbreiteter Irrtum, dass die ZOPA statisch sei. Die Einigungszone ist durch ein Management der Forderungen und ein Ins-Spiel-Bringen des Wettbewerbs veränderbar. Des Weiteren existieren Verhandlungstaktiken wie das erläuterte Bluffen, welche dazu imstande sind, die Limits der Gegenseite zu manipulieren.

In Bezug auf die Forderungen werden die Muss-, die Kann- und die Dummy-Prioritäten voneinander abgegrenzt.[31] Erstere sind rot zu markieren, da ihre Erfüllung alternativlos ist. Daher handelt es sich um Ansprüche, auf welche infolge ihrer Wichtigkeit nicht zu verzichten ist. Die Kann-Forderungen erhalten die Ampelfarbe Gelb, da sie zwar durchgesetzt werden sollten, dies aber nicht zwingend müssen. Damit verbunden ist die Prüfung von Zugeständnissen, sofern der Verhandlungspartner zu der Erbringung von Gegenleistungen bereit ist. Zuletzt sind die Dummy-Prioritäten grün, weil sie für eine Einigung verzichtbar sind. Sie haben das Ziel zum einen die Verhandlungsmasse zu erhöhen und zum anderen die eigentlichen Absichten zu verdecken.

Es wird empfohlen mit mindestens zehn verschiedenen Forderungen in die Auseinandersetzung zu gehen, sodass Zugeständnisse für die Gegenseite möglich sind. Das erweckt bei der konkurrierenden Partei den Eindruck, sie hätte in der Verhandlung die Überhand. Allerdings werden lediglich Dummy-Forderungen erfüllt. In Grenzfällen sind Kann-Prioritäten zu entbehren, sofern die gegnerische Seite zu Konzessionen bereit ist.[32]

---

[31] Vgl. Nowotny, 2017, S. 27.
[32] Vgl. Stempfle & Zartmann, 2015, Kapitel 3 Abschnitt 3.

2.3 Beispiel

An dieser Stelle wird das Konstrukt der ZOPA anhand eines Beispiels erläutert. Hierbei handelt es sich um eine Verhandlung im geschäftlichen Bereich, da ein Bewerbender mit dem Personalleitenden das jährliche Bruttoeinkommen debattiert. Im Speziellen ist eine Stelle bei der SAP in Walldorf als Psychologin bzw. Psychologe im betrieblichen Gesundheitsmanagement ausgeschrieben. Der Bewerbende weiß aufgrund einer nahestehenden Person, welche selbst im Unternehmen tätig ist, um die vorherrschenden Strukturen. Darauf basierend entwickelt er diverse Forderungen.

Unter die Muss-Forderungen fällt ein jährliches Bruttoeinkommen von wenigstens 60000 Euro. Des Weiteren verlangt der Bewerbende mindestens einen bezahlten Jahresurlaub im Umfang von 30 Tagen. Zusätzlich wird auf eine Assistentin bzw. einen Assistenten für die Erledigung von organisatorischen Aufgaben bestanden. Zu den Kann-Prioritäten zählen ein eigener Platz im Parkhaus, eine Verdoppelung des Weihnachtsgelds und ein höhenverstellbarer Schreibtisch. Abschließend geht es bei den Dummy-Ansprüchen um die Teilnahme an einem Prämiensystem, die Zurverfügungstellung eines Dienstwagens, die Übernahme der Spritkosten und den Erhalt eines täglichen kostenfreien Frühstücks vom Kiosk.

Die ZOPA sowie die BATNA bzw. die WATNA werden mittels der Verhandlung um das jährliche Bruttoeinkommen beschrieben. Diesbezüglich hat der Bewerbende das Minimalziel von 60000 Euro und die Maximalintention von 100000 Euro. Im Vergleich dazu verfolgt der Personalleitende ein Maximalziel von 50000 Euro und eine Minimumabsicht von 80000 Euro. Abbildung 5 zeigt die ZOPA unter Berücksichtigung der jeweiligen Limits bzw. WAPs der konkurrierenden Parteien an.

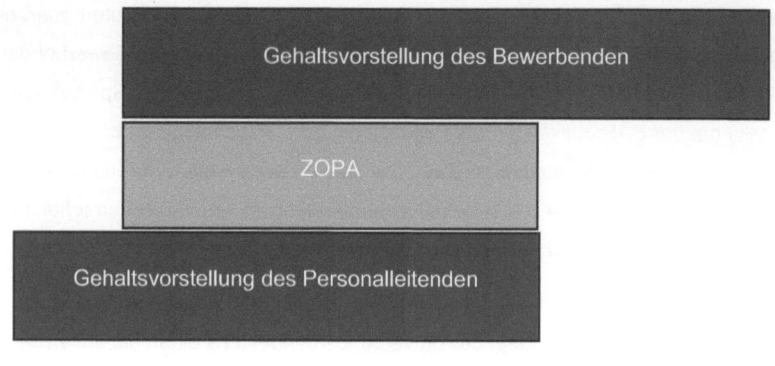

Maximalziel   Minimalziel

Abbildung 5: Einigungszone einer Gehaltsverhandlung.[33]

Demnach befindet sich die ZOPA zwischen 60000 Euro und 80000 Euro. Für den Bewerbenden stellt das Limit von 60000 Euro der WAP für die BATNA dar. Hingegen definiert die Grenze von 80000 Euro den WAP für die BATNA des Personalleitenden. Eine BATNA ist für den Bewerbenden eine Stelle bei einem anderen Unternehmen, wo er mindestens 60000 Euro im Jahr brutto verdient. Gleichermaßen bildet die BATNA des Personalleitenden einen abweichenden Bewerbenden ab, welcher bereit ist, für ein jährliches Bruttoeinkommen unter 80000 Euro zu arbeiten. Die gegenüberstehenden Parteien offenbaren ihre BATNA nicht, um deren Macht in der Verhandlung zu nutzen. Zudem hat der Bewerbende mit seinen 10 Forderungen, einen Spielraum geschaffen, in welchem er imstande ist, die ZOPA zu dynamisieren. Jedoch ist ein Management von Prioritäten nicht notwendig, weil die ursprüngliche ZOPA ausreichend groß ist, sodass die Beteiligten ein zufriedenstellendes Ergebnis erzielen.

---

[33] Eigene Darstellung, in Anlehnung an Wenski, 2019, S. 34.

3. Entscheidungen in Gruppen

3.1 Grundannahmen

Unter Abschnitt 1.2 wurde erläutert, dass Menschen Entscheidungen treffen, indem sie die möglichen Konsequenzen subjektiv bewerten. Überdies erfolgte eine Differenzierung zwischen Nutzen und Präferenz. Im Fall der Evaluation einer einzelnen Folge wird deren Nutzen bestimmt. Demgegenüber entwickelt der Mensch eine Präferenz, wenn er mindestens zwei Konsequenzen miteinander vergleicht.

Eine Gruppe definiert ein Bündnis von mindestens drei Personen, welche in Kommunikation stehen, um ein gemeinsames Ziel zu erreichen und dabei durch ein Gefühl von Zusammengehörigkeit verbunden sind. Diesbezüglich unterscheiden sich formelle und informelle Gruppen.[34] Erstere entstehen infolge der Organisation der Arbeitsteilung. Die Beziehungen zwischen den Mitgliedern fußen auf aufbau- und ablauforganisatorischen Prinzipen. Sonach sind der Umfang, die Abgrenzung und die Aufgaben des Bündnisses verbindlich geregelt. In der Vereinigung existieren Positionen mit eindeutigen Kompetenzen und Befugnissen.[35] Hingegen bilden sich informelle Gruppen spontan infolge interpersonaler Attraktivität. Hierfür sind Freundschaften und Interessen exemplarisch. Diese Art von Verbindung kommt oft in formalen Organisationen auf. Sie dient der Befriedigung von Bedürfnissen wie beispielsweise Information oder Unterstützung.[36]

Entscheidungen in Gruppen werden mithilfe von Informationen getroffen. Die Daten klassifiziert der Bekanntheitsgrad. Ist die Information für sämtliche Gruppenmitglieder zugänglich, wird sie als geteilt definiert. Im Kontrast dazu hat bei einem ungeteilten Datum lediglich ein Individuum darauf Zugriff.[37]

In der Theorie sind Gruppenentscheidungen qualitativ hochwertiger als Einzelbeschlüsse, weil mehreren Menschen eine größere Anzahl von Ressourcen zur Verfügung steht. Zu den Hilfsmitteln zählen Geld, Zeit, Kontakte, Kompetenzen und Wissen. Insbesondere informationsbezogene Ressourcen werden von den Angehörigen genutzt, um neues Wissen zu generieren, welches die Grundalge für Entscheidungen

---

[34] Vgl. Aehling, Arnold & Retzbach, 2012, S. 91.
[35] Vgl. Carl, Fiedler, Jórasz & Kiesel, 2008, S. 164.
[36] Vgl. Fuchs-Heinritz, Lautmann, Rammstedt & Wienold, 1994, S. 256.
[37] Vgl. Buder & Creß, 2001, S. 32.

darstellt. Ferner führt das Cross-Cueing-Phänomen zu relevanten Erinnerungen dergestalt, dass bisher unbewusste Gedächtnisinhalte erinnerbar sind.[38]

Dennoch gehen Beschlüsse im Kollektiv mit Nachteilen einher. In diesem Zusammenhang bilden die Unfähigkeit zu der Weitergabe von bedeutenden Informationen, das Gruppendenken, die Bündnispolarisierung und die Entscheidungsverweigerung ungünstige Erscheinungen ab. Im anknüpfenden Kapitel werden die aufgeführten Phänomene näher erläutert.[39]

3.2 Negative Einflussfaktoren

Wie zum Ende des vorangegangenen Abschnitts dargelegt, haben Menschen in Gruppen Schwierigkeiten, entscheidungsrelevante Daten zu teilen. Demnach geben sie tendenziell geteilte Informationen anstelle von ungeteilten weiter. Allerdings ist es für das Generieren der bestmöglichen Lösung unabdingbar, dass sämtliche Aspekte diskutiert werden. Sonach haben die Mitglieder jedem einzelnen von ihnen aufmerksam zuzuhören. Es sind Beiträge von zurückhaltenden oder schweigenden Personen einzuholen, da diese ebenso zu einer guten Entscheidung beitragen können. Abschließend ist die Wahl eines Leitenden kontraproduktiv, weil eine Person in den seltensten Fällen über mehr Wissen verfügt als das Kollektiv.[40]

Ein weiteres Defizit stellt das Gruppendenken mit seinen verschiedenen Auswirkungen dar. Zunächst werden nicht ausreichend Alternativen geprüft. Des Weiteren einigen sich die Angehörigen zu schnell und zu unreflektiert auf eine Option. Im Zuge dessen werden die Ziele nicht ausdiskutiert sowie die Risiken verdrängt. Außerdem bleibt die Meinung von Außenstehenden unberücksichtigt, denn die Datenbeschaffung erfolgt selektiv. Die Mitglieder sind primär an der Herstellung einer zügigen Einmütigkeit interessiert. Dabei ist Harmonie für das Treffen von guten Entscheidungen ebenso gefährlich wie Feindseligkeit. Der friedensbedingte Konformitätsdruck besitzt das Potenzial, kreative Ideen zu unterdrücken und kontroverse Auseinandersetzungen zu unterbinden. Wohingegen die Bildung von Subbündnissen in einem Machtkampf resultiert, dessen Intention ein Sieg über die gegnerische Partei ist. Die Analyse von objektiven

---

[38] Vgl. Giersiepen, Schulz-Hardt & Wanzel, 2017, Kapitel 20 Absatz 1.
[39] Vgl. Renn, 2020, S. 95.
[40] Vgl. Heintel & Krainz, 2015, S. 92.

Gegebenheiten leidet unter dem Siegeswillen dergestalt, dass eine schlechtere Alternative den Vorzug vor der besseren der feindlichen Gruppe erhält.[41]

Ferner ist die Polarisierung ungünstig, da Teams dazu neigen, in Richtung der von der Pluralität der Mitglieder eingenommenen Position zu entscheiden. Diesbezüglich haben sie extreme Tendenzen, sodass entweder ein Risiko- oder ein Vorsichtsschub die Folge ist. Als Risky-shift-Phänomen wird ein risikofreudiges Verhalten der Bündnisangehörigen bezeichnet. Die Mitglieder handeln gewagter als sie es vor der Gruppenbildung getan hätten. Hierfür ist die Verantwortungsdiffusion eine mögliche Ursache, sofern die Risikobereitschaft innerhalb des Kollektivs als kultureller Wert besteht oder für den Großteil der Teamangehörigen bedeutend ist. Demgegenüber definiert die Cautious-shift-Erscheinung den gegenteiligen Fall. Im Vergleich zu der Grundeinstellung verhält sich die Gruppe risikoaverser.[42]

Zuletzt bildet die Entscheidungsverweigerung ein Defizit in der Bündniszusammenarbeit ab. Dabei ist die Unentschlossenheit das Worst-Case-Szenario, welchem zahlreiche weitere Nachteile vorrausgehen. Eine schwankende Gesinnung ist mit Mehraufwand in Form von Zeit und Kosten verbunden.[43] Darüber hinaus besteht die Gefahr, dass eine ausufernde Dauer die Mitglieder ermüdet und diese vorzeitig den Prozess der Entscheidungsfindung abbrechen.[44] Außerdem steht die große ökonomische Belastung Einzelinitiativen im Weg, da die Ideen im Kollektiv zu diskutieren sind.[45] Eine Lösung wird oft vermieden, wenn die Optionen miteinander im Konflikt stehen. Ist der erwartbare Verlust mächtiger als der mögliche Gewinn, enthalten sich die Angehörigen gleichermaßen in den meisten Fällen.[46]

3.3 Übertragung auf die ZOPA

Im letzten Abschnitt des zweiten Kapitels wurde die SAP in Walldorf als mustergültiges Unternehmen eingeführt. Im Speziellen ging es um eine Verhandlung zwischen einem

---

[41] Vgl. Göbel, 2016, S. 175.
[42] Vgl. Bauer & Schüpfer, 2006, S. 134.
[43] Vgl. Severus, 2007, S. 87.
[44] Vgl. Müller-Hedrich, Schünemann & Zdrowomyslaw, 2006, S. 55
[45] Vgl. Simon, 2006, S. 244.
[46] Vgl. Giersiepen, Schulz-Hardt & Wanzel, 2017, Kapitel 20 Absatz 4.

Bewerbenden und einem Personalleitenden über die Faktoren der zukünftigen Beschäftigung als Psychologin bzw. Psychologe.

An dieser Stelle steht das Eventmanagementteam im Mittelpunkt, welches sich aus 8 Frauen, von denen 6 das 40. Lebensjahr überschritten haben, zusammensetzt. Die Arbeitsgruppe sucht ein neues Mitglied, weil infolge der Aufhebung der pandemischen Notlage zunehmend mehr Kundenmeetings stattfinden. Aufgrund des Partizipationsanspruchs des Arbeitgebenden werden 2 Bewerbende zum Probearbeiten an differenten Tagen ausgewählt. Daraufhin haben die Angehörigen des Teams zu entscheiden, wer von den Bewerbenden fortan ihr neues Mitglied wird.

Unter Kapitel 3.2 erfolgte eine Aufführung der Nachteile von Kollektiventscheidungen. Im Zuge dessen wurden die Unfähigkeit zu der Weitergabe von bedeutenden Informationen, das Gruppendenken, die Bündnispolarisierung und die Entscheidungsverweigerung erläutert. Die ungünstigen Phänomene sind auf die eingangs beschriebene Situation zu übertragen.

Dabei sind die Gruppenmitglieder dahingehend unfähig wichtige Informationen weiterzugeben, dass sie nach rationalen Gesichtspunkten den falschen Bewerbenden auswählen. Bei dem ersten Interessenten handelt es sich um eine alleinerziehende Mutter von zwei Kindern. Sie wohnt in Heidelberg, ist im Besitz eines Autos und hat keine beruflichen Erfahrungen im Eventmanagement. Demgegenüber ist der zweite Bewerbende ein lediger Fernstudent, welcher in Hockenheim wohnt, einen PKW besitzt und über Berufserfahrung im Veranstaltungsbereich verfügt. Hinsichtlich der Anwärterin sind sämtliche Angehörige der Arbeitsgruppe über ihren Familienstand, ihren Wohnort und ihre Mobilität informiert. Betreffend die mangelnden Sachkenntnisse kennen 4 Mitglieder den Umstand. In gleicher Weise ist das Kollektiv über die Lebensbedingungen des Studenten in Kenntnis mit der Ausnahme, dass lediglich eine Person über dessen berufliche Erfahrung im Eventmanagement informiert ist. Aufgrund dessen werden bei der Entscheidungsfindung sowohl bei der alleinerziehenden Mutter als auch bei dem ledigen Studenten die Sachkenntnisse nicht thematisiert.

Ein Gruppendenken entsteht durch die Annahme, dass eine Frau bzw. eine Mutter besser in das Team passt als ein kinderloser männlicher Student. Es bevorzugen 3 von 8 Mitgliedern den Umgang mit dem Hochschüler. Jedoch wollen sie die Harmonie nicht gefährden, weshalb die Meinung zurückgehalten wird.

In Form des Risky-Shift-Phänomens äußert sich die Polarisierung im Kollektiv, da die Gefahr eines Arbeitsausfalls bei der alleinerziehenden Mama aufgrund ihrer Kinder höher ist als bei dem ledigen Studenten. Bei häufigen Ausfällen bildet sich im schlimmsten Fall eine Disharmonie innerhalb des Teams aus. Das Risiko wird aufgrund des beschriebenen Phänomens akzeptiert.

Abschließend profitieren 2 von 8 Beschäftigten von der Mehrarbeit dergestalt, dass sie bezahlte Überstunden leisten. Diese werden von ihnen nach 12 Monate Kurzarbeit benötigt, um die finanzielle Lage zu verbessern. Infolgedessen verweigern die betroffenen Mitarbeitenden die Entscheidung mit dem Ziel der Verhinderung der Anstellung einer neuen Kollegin bzw. eines neuen Kollegen.

Zusammenfassend erhält die alleinerziehende Mutter die Stelle, obwohl aus sachlichen Gesichtspunkten der ledige Student die bessere Wahl wäre. Jedoch wurde durch die Auseinandersetzung mit den verhaltenswissenschaftlichen Theorien klar, dass Menschen Entscheidungen nicht ausschließlich rational treffen. Hierbei spielen beispielsweise subjektive Nutzen und Heuristiken eine Rolle.

Literaturverzeichnis

Aehling, K., Arnold, M. & Retzbach, A. (2012), *Interne Organisationskommunikation aus der Perspektive psychologischer Grundlagen- und Anwendungsdisziplinen- Sozial- und Organisationspsychologie*. In: Maier, M., Retzbach, A. & Schneider, F. M. (Hrsg.), *Psychologie der internen Organisationskommunikation*, 1. Aufl., Göttingen, S. 91.

Bauer, M. & Schüpfer, G. (2006), *Konfliktmanagement- OP-Team und Entscheidungsqualität*. In: Bauer, M. & Welk, I. (Hrsg.), *OP-Management: praktisch und effizient*, 1. Aufl., Heidelberg, S. 134.

Bazerman, M. H. & Neale, M. A. (1994), *Negotiating Rationally*, 1. Aufl., New York.

Bodemann, G., Jäncke, L., Petermann, F. & Schütz, A. (2017), *Verhandlung*. In: Wirtz, A. (Hrsg.), *Dorsch- Lexikon der Psychologie*, 18. Aufl., Bern, S. 1786.

Brett, J. M. (2007), *Negotiating Globally- How to negotiate deals, resolve disputes, and make decisions across cultural boundaries*, 2. Aufl., Hoboken.

Bröder, A. & Hilbig, B. E. (2017), *Urteilen und Entscheiden- Strukturmodelle*. In: Müsseler, J. & Rieger, M. (Hrsg.), *Allgemeine Psychologie*, 3. Aufl., Berlin, S. 628-631.

Buder, J. & Creß, U. (2001), *Randbedingungen der Partizipation in virtuellen Seminaren- Eine Analyse aus der Sicht der Forschung zum „information pooling"*. In: Friedrich, H. F. & Hesse, F. W. (Hrsg.), *Partizipation und Interaktion im virtuellen Seminar*, 1. Aufl., Münster, S. 32.

Carl, N., Fiedler, R., Jórasz, W. & Kiesel, M. (2008), *BWL kompakt und verständlich- Für IT-Professionals, praktisch tätige Ingenieure und alle Fach- und Führungskräfte ohne BWL-Studium*, 3. Aufl., Wiesbaden.

Curcio, G.-P. (2008), *Verantwortungsmotivation zwischen Mortalität und Gerechtigkeit*, 1. Aufl., Münster.

Duckek, K. (2010), *Ökonomische Relevanz von Kommunikationsqualität in elektronischen Verhandlungen*, 1. Aufl., Wiesbaden.

Felser, G. (2015), *Werbe- und Konsumentenpsychologie*, 4. Aufl., Berlin.

Fisher, R., Patton, B. & Ury, W. (2015), *Das Harvard-Konzept- Die unschlagbare Methode für beste Verhandlungsergebnisse*, 25. Aufl., Frankfurt.

Fuchs-Heinritz, W., Lautmann, R., Rammstedt, O. & Wienold, H. (1994), *Lexikon zur Soziologie*, 3. Aufl., Opladen.

Giersiepen, A., Schulz-Hardt, S. & Wanzel, S. (2017), *Entscheidungsprozesse in Gruppen- Einleitung und Begriffsdefinitionen bzw. Exemplarische Phänomene zum Urteilen und Entscheiden in Gruppen*. In: Bierhoff, H.-W. & Frey, D. (Hrsg.), *Kommunikation, Interaktion und soziale Gruppenprozesse- Sozialpsychologie 3*, 1. Aufl., Göttingen, Kapitel 20 Absatz 1 bzw. 4.

Gillenkirch, R. M., Laux, H. & Schenk-Mathes, H. Y. (2018), *Entscheidungstheorie*, 10. Aufl., Berlin.

Göbel, E. (2016), *Richtig Entscheiden- Betriebswirtschaftliche Entscheidungslehre und unternehmerische Entscheidungspraxis*, 2. Aufl., Konstanz.

Heintel, P. & Krainz, E. E. (2015), *Projektmanagement- Hierarchiekrise, Systemabwehr, Komplexitätsbewältigung*, 6. Aufl., Wiesbaden.

Hemmecke, J. & Kronberger, N. (2016), *Verhandlungskompetenzen trainieren- Konzepte, Übungen, Praxis*, 1. Aufl., Göttingen.

Herbst, U. (2007), *Präferenzmessung in industriellen Verhandlungen*, 1. Aufl., Wiesbaden.

Herbst, U. & Voeth, M. (2015), *Verhandlungsmanagement- Planung, Steuerung und Analyse*, 2. Aufl., Stuttgart.

Huber, S. (2010), *Heuristiken und die Verarbeitung von Informationen- Kognition und Motivation bei der Wahrnehmung politischer Positionen*. In: Arzheimer, K., Faas, T. & Roßteutscher, S. (Hrsg.), *Information- Wahrnehmung- Emotion- Politische Psychologie bei der Wahl- und Einstellungsforschung*, 1. Aufl., Wiesbaden, S. 146.

Jung, S. & Krebs, P. (2016), *Die Vertragsverhandlung- Taktische, strategische und rechtliche Elemente*, 1. Aufl., Berlin.

Kollmann, T. (2011), *E-Entrepreneurship- Grundlagen der Unternehmensgründung in der Net Economy*, 4. Aufl., Wiesbaden.

Müller, D. (2019), *Investitionsrechnung und Investitionscontrolling*, 2. Aufl., Berlin.

Müller-Hedrich, B. W., Schünemann, G. & Zdrowomyslaw, N. (2006), *Investitionsmanagement- Systematische Planung, Entscheidung und Kontrolle von Investitionen*, 10. Aufl., Renningen.

Nerdinger, F. W. (2008), *Grundlagen des Verhaltens in Organisationen*, 2. Aufl., Stuttgart.

Nowotny, V. (2017), *Agil verhandeln mit Telefon, E-Mail, Video, Chat & Co.- Die Toolbox mit Strategien, Verhaltenstipps und Erfolgsfaktoren*, 1. Aufl., Stuttgart.

Rabe, C. S. & Wode, M. (2014), *Mediation- Grundlagen, Methoden, rechtlicher Rahmen*, 1. Aufl., Berlin.

Renn, K. (2020*), Kognition und Lernen Teil 1,* 1. Aufl., Studienbrief der SRH Fernhochschule, Riedlingen.

Riesenhuber, M. (2006), *Die Fehlentscheidung- Ursache und Eskalation*, 1. Aufl., Wiesbaden.

Severus, J. (2007), *Jahresabschlussprüfung in Form eines Joint Audit's- Eine fallstudienbasierte Wirkungsanalyse*, 1. Aufl., Wiesbaden.

Simon, W. (2006), *GABALs großer Methodenkoffer- Führung und Zusammenarbeit*, 1. Aufl., Offenbach.

Sorge, G. (2014), *Verhandeln im Einkauf- Praxiswissen für Einsteiger und Profis*, 1. Aufl., Wiesbaden.

Stempfle, L. & Zartmann, R. (2015), *In 12 Runden zum Erfolg- Wie Sie hart verhandeln, sich durchboxen und gewinnen*, 1, Aufl., Weinheim.

Subramanian, G. (2012), *Negotiauctions- So gewinnen Sie mit neuen Verhandlungsstrategien*, 1. Aufl., Frankfurt.

Wenski, G. (2019), *Lösungsorientiert verhandeln im Technischen Vertrieb- Grundlagen, Strategien und Tipps für faire Geschäfte*, 1. Aufl., Wiesbaden.

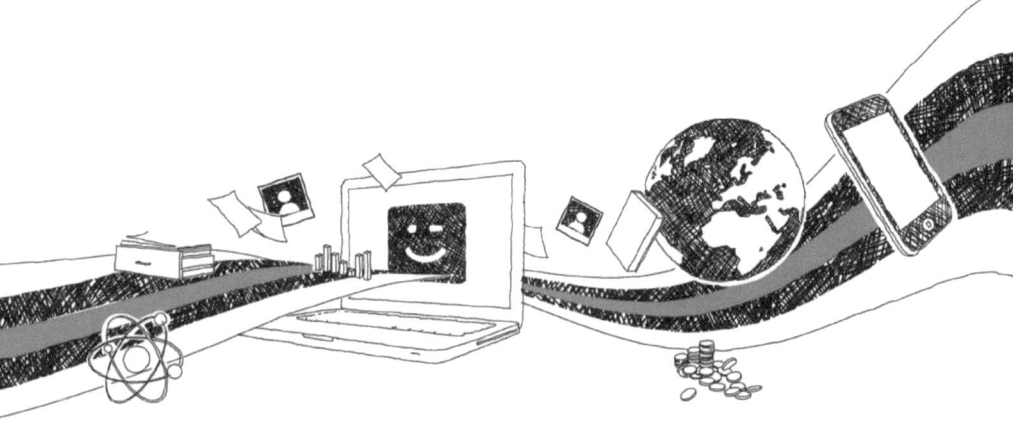
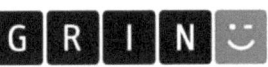